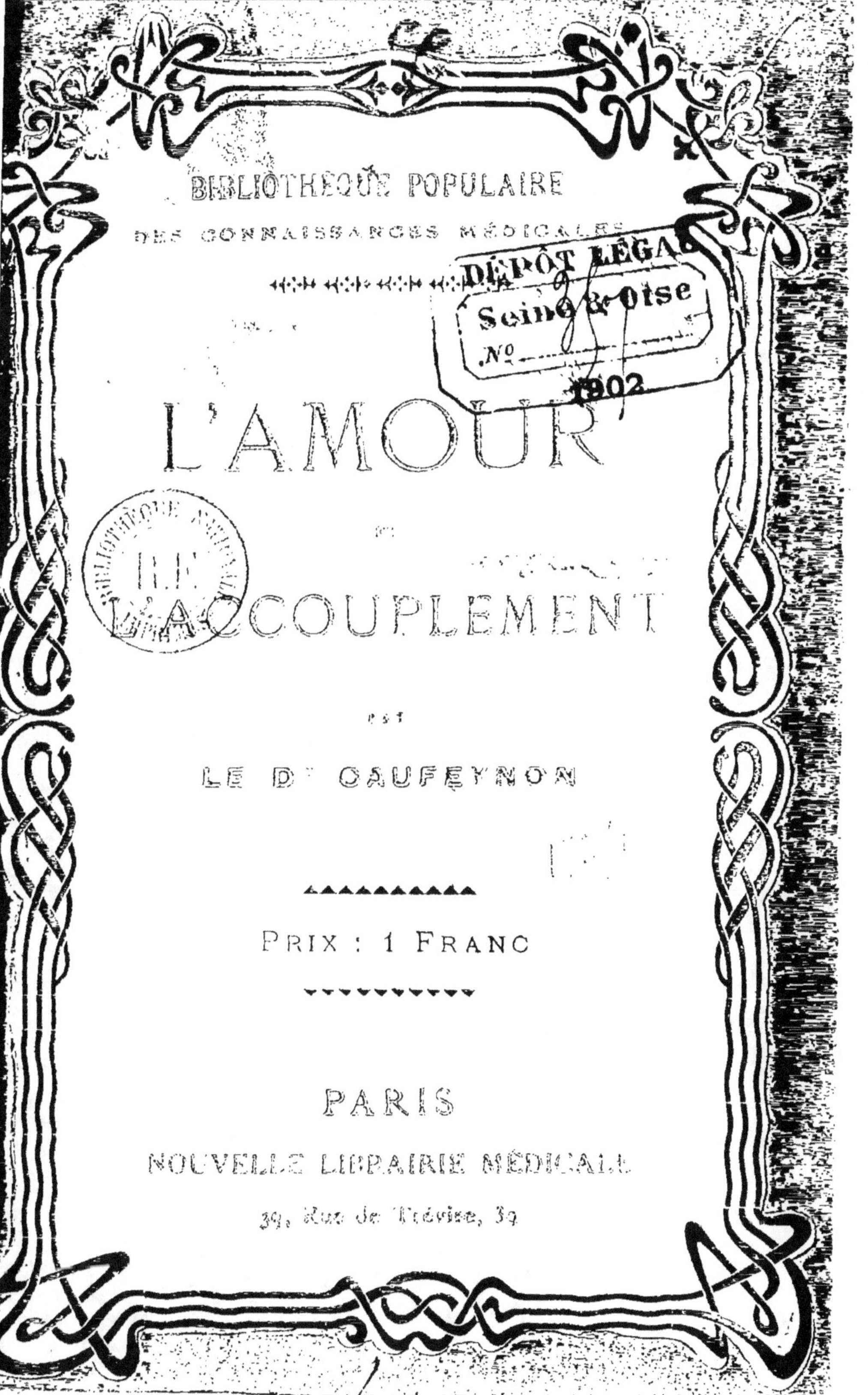

L'AMOUR
ET
L'ACCOUPLEMENT

est

LE D¹ CAUFEYNON

PRIX : 1 FRANC

PARIS
NOUVELLE LIBRAIRIE MÉDICALE
39, Rue de Trévise, 39

L'AMOUR

ET

L'ACCOUPLEMENT

Docteur CAUFEYNON

L'AMOUR

ET

L'ACCOUPLEMENT

Les Organes génitaux — La Puberté

Formes de l'Accouplement

Mécanisme du Coït

PARIS

NOUVELLE LIBRAIRIE MÉDICALE

39, RUE DE TRÉVISE, 39

I

L'AMOUR SOURCE DE VIE

La Vie par la destruction.
L'Amour, manifestation de la vie au dehors.
La plénitude de vie dans l'acte de la reproduction.

———

La génération est la fonction par laquelle les corps vivants et organisés reproduisent des individus semblables à eux et perpétuent ainsi leurs races et leurs espèces dans le cours des siècles.

Toute plante, tout animal quels qu'ils soient, tirent leur origine d'êtres absolument semblables à eux et en sont produits par l'acte de la génération. C'est d'elle qu'émane l'organisation de la vie de tout individu, soit qu'il vienne de graine, de semence, d'œuf, soit qu'il naisse vivant ou parfait, ou qu'il soit sujet, comme chez les insectes, à des transformations postérieures.

La génération est aussi la source de l'existence chez tous les êtres vivants, puisque sans elle il n'existe aucune organisation.

Mais les corps vivants tendant sans cesse à la destruction de la vie, les parties de celle-ci agissant sans cesse les unes sur les autres, elle avait besoin de réparer son individu par la nutrition et son espèce par la génération. La vie n'est donc autre chose que la cause même de sa reproduction ; c'est cet *amour universel*, cet appétit de l'existence qui anime toutes les parties organisées.

L'amour est le principe de la vie, celle-ci se caractérise par l'amour, c'est-à-dire la vigueur reproductive. Le temps de la génération, est le temps de la vie la plus énergique, on perd son amour avec ses principes de vie. Tant que nous n'aimons rien que nous-même, nous n'avons qu'une vie individuelle, lorsque nous aimons quelque chose hors de nous, notre vie cherche à se répandre et à engendrer d'autres êtres. L'amour n'est donc que la manifestation de la vie au dehors : c'est la vie de l'espèce, ou la force qui fait vivre en général les corps organisés, c'est lui seul qui préside aux générations.

Voilà cette Vénus génératrice, célébrée par les philosophes et les poètes. Née des parties naturelles de Saturne, c'est-à-dire la fille du Temps, elle a été représentée avec justesse comme la mère de tout ce qui respire.

Ainsi l'amour est l'arbitre du monde organique, c'est lui qui débrouille le chaos de la matière et qui l'imprègne de vie.

Avant que les individus aient reçu le don

de vie, il était nécessaire que l'amour existât, et, avant que d'engendrer, les races d'animaux eurent besoin d'en recevoir la puissance; d'où il suit que l'amour est antérieur aux êtres organisés.

A vrai dire, il n'y a de vie pleine et entière que dans le temps de l'amour et de la génération, c'est à cette seule époque que les plantes et les animaux jouissent de la plénitude de leur être. Dans l'enfance on n'existe pas encore entièrement, on n'a qu'une portion de vie; dans la vieillesse, on la perd de jour en jour. On ne vit complètement que dans l'époque de la reproduction; la nature a dépouillé les deux extrémités de la vie pour enrichir son milieu.

L'amour, sur lequel tant de gens raisonnent, n'est pas connu toujours exactement, quoique tout le monde s'en mêle. La nature plus ingénieuse que tout ce que l'homme imagine, fait même tourner ses facultés morales et intellectuelles au profit de la génération.

C'est donc mal connaître l'amour que de le considérer comme une action toute brutale et toute charnelle. L'homme veut l'assaisonner de pudeur, d'attachement, de tendresses mutuelles; l'amour exige un entier abandon de son être, il lui faut l'abandon de la vie entière. Lois de la société, conventions humaines, tout doit céder quand il parle: tel est l'amour créé par la nature.

Lorsqu'on aime une personne, on croit que c'est pour elle-même; cela n'est pas exact, c'est la propriété qui est en elle, c'est sa faculté procréatrice que l'on aime; cela est tellement vrai que lorsqu'une femme n'est plus capable d'engendrer, l'amour cesse aussitôt.

Une observation constante, est que la plu-

part des hommes ont moins d'amour pour
une femme enceinte que pour celle qui ne
l'est pas; on montre pour la première plus
de respect et de vénération que pour la seconde, voilà tout.

II

ORGANES DE LA PROCRÉATION

ET LEURS SÉCRÉTIONS

Organes de l'homme.
Érection.
La sécrétion spermatique.
Le sperme.
Les organes de la femme : Organes externes ;
   Organes internes.
Les ovaires et les ovules ; leurs fonctions.
Les règles et leurs causes.

Ces organes de sécrétions comprennent chez l'homme :

1° Le pénis ou verge.

2° Les testicules et le sperme.

1° LA VERGE hors d'état d'érection est

molle et pendante au-devant des bourses, ses formes et ses dimensions, ses courbures, sont différentes dans son état de flaccidité et pendant l'érection; elle offre aussi sous ces divers aspects des variétés individuelles assez nombreuses; fort souvent un grand développement du membre viril n'est pas une marque de constitution plus robuste, mais bien d'irritation plus fréquente de cette partie.

Les observations sur les formes et les dimensions des organes génitaux dans les diverses races, sont encore peu nombreuses; il est pourtant démontré que les nègres ont généralement la verge beaucoup plus volumineuse que les autres peuples. Or ce volume des parties génitales chez le mâle correspond à la plus grande largeur du vagin chez les négresses.

Le pénis est formé de plusieurs parties distinctes:

1° *Le corps caverneux*, qui est susceptible d'un état momentané de raideur, sans lequel le rapprochement sexuel ne peut avoir lieu.

2° *L'urèthre* qui commence à la vessie et se termine à l'extrémité de la verge.

3° *Le gland*, petit organe spongieux doué d'une vive sensibilité.

Le corps caverneux est formé par une membrane extérieure et un tissu spongieux, lacis très compliqué de vaisseaux artériels et veineux, de filaments nerveux.

Le canal de l'urèthre donne passage au sperme et à l'urine; à son origine, au sortir de la vessie, il traverse la prostate en se portant en avant et en bas, puis il gagne la face dans toute sa longueur; enfin il traverse le gland, au sommet duquel il se termine par une ouverture allongée.

Le gland, continu à l'urèthre et formant

l'extrémité de la verge, se présente sous la forme d'un cône légèrement aplati dans le même sens que le corps caverneux.

Son sommet est couvert par le prépuce, ou libre suivant les individus, et percé par l'orifice de l'urèthre, sa base coupée très obliquement de haut en bas et d'arrière en avant, embrasse l'extrémité du corps caverneux. Elle est circonscrite par un rebord saillant qu'on appelle *couronne du gland*. Le gland est composé d'un tissu spongieux, érectile, sa surface est couverte d'un grand nombre de papilles, qui en font un organe très délicat.

A l'extrémité du pénis, la peau forme un prolongement plus ou moins considérable et terminé par une ouverture plus ou moins grande selon les sujets; c'est le prépuce qui paraît servir d'enveloppe au gland. A la partie inférieure du gland, on voit un repli membraneux triangulaire appelé, *frein ou filet*.

L'érection du pénis dépend de l'accumulation du sang dans les tissus spongieux du corps caverneux. Lorsqu'une irritation mécanique ou mentale sollicite l'action des organes génitaux, la verge s'allonge, se gonfle, se raidit. Quand l'érection a lieu, le pénis change de direction et devient par le gonflement presque triangulaire dans son contour; il éprouve aussi une courbure légère, accommodée à celle du vagin.

2° LE TESTICULE est le *témoin* de la virilité et de la force. Il n'était pas permis à Rome de porter témoignage si l'on en était privé. A Paris, il y a à peine 200 ans, le Parlement proclamait la nécessité de deux testicules apparents pour contracter mariage. De nos jours, les ministres du culte, en dépit du vœu de chasteté, doivent en être pourvus et même autrefois des prêtres ont été déposés pour se les être supprimés.

Chez l'homme comme chez les animaux vertébrés, les testicules sont au nombre de deux et font saillie entre l'abdomen et la partie supérieure des cuisses, enveloppés dans une bourse commune qui pend au-dessous de la verge et au-devant du périnée, et qui se nomme *scrotum*.

Dans cette bourse qui se compose de plusieurs feuillets superposés, la situation réciproque des testicules n'est pas toujours symétrique: presque toujours le testicule gauche proémine davantage et descend plus bas que le droit. Cruveilher émet l'opinion, que ce fait est dû à une accommodation lente, grâce à laquelle les froissements sont évités dans le rapprochement des cuisses.

Dans la vie embryonnaire le testicule situé

dans l'abdomen ne descend que plus tard dans la bourse.

Cette migration ne se fait pas toujours exactement, un des deux et quelquefois tous les deux restent en route. Il n'en résulte pas que le sujet soit impuissant.

Le volume des testicules est d'une façon générale proportionné au volume ou à la taille de l'individu.

La plupart des animaux, et parmi les vertébrés, les oiseaux surtout, ont une période de rut pendant laquelle les testicules subissent une augmentation de volume considérable. Le testicule humain ne présente rien de semblable, puisque: « — Boire sans soif, et faire l'amour en tout temps, c'est ce qui distingue l'homme de la bête. »

L'*Epididyme* est la première portion des voies d'excrétion des spermatozoïdes. Il se compose d'une agglomération de tubes dont le point de départ occupe la partie supérieure et en avant du testicule et qui se continue à sa partie inférieure, avec un seul conduit le *canal déférant* ; celui-ci se place en arrière de l'épididyme pour remonter vers l'abdomen.

On nomme *corps* de l'*épididyme* la portion intermédiaire de la tête à la queue ou extrémité inférieure de cet organe. Celui-ci est constitué par des tubes groupés en lobes et en lobules; si on déroule ces tubes, on voit que leur longueur totale n'est pas inférieure à 7 mètres. Ces circonvolutions tubulaires se confondent en une seule, qui est le *canal déférant.*

SPERME. — Les testicules sécrètent le sperme, les *vésicules séminales* sont destinées à le conserver.

La liqueur sécrétée par les testicules se

porte aux vaisseaux séminifères et à l'épididyme, puis de là dans le canal déférant et enfin aux vésicules séminales. C'est dans ces dernières que le sperme est déposé jusqu'à ce que ces organes aient subi le stimulus qui leur est nécessaire, pour que le fluide puisse être porté dans le conduit éjaculateur qui les termine et s'ouvre, en parcourant un trajet fort court, dans le canal où il porte le sperme lors de l'accouplement.

Le Sperme lancé avec force dans le vagin par la verge en érection, n'y est pas projeté seul, il se trouve mêlé avec une portion assez considérable d'une humeur sécrétée dans la prostate, et qui jointe au mucus fourni par l'urèthre, lui sert de véhicule.

Le Sperme examiné aussitôt son évacuation paraît composé de deux parties distinctes, une plus liquide, légèrement transparente, une autre plus épaisse et opaque.

En peu de temps et par le contact de l'air, ces deux liquides se liquéfient davantage, se confondent et se mêlent très intimement. Les caractères propres au Sperme sont : une odeur fade particulière, sa couleur est blanche ; examiné au microscope on y distingue une multitude de petits animalcules qui sont doués de mouvements rapides et variés.

La quantité de Sperme qui peut être éjaculée dans un temps donné doit varier nécessairement selon les individus et les circonstances. En effet, il est certain qu'un individu faible sera moins pourvu de ce liquide qu'un autre qui sera plus fort. Nous ne parlons ici que de ce qui doit avoir lieu dans l'état le plus ordinaire, et non dans les excès qui se commettent en ce genre. On sait que des gens qui exercent de suite à plusieurs reprises le coït doivent reprendre à chaque fois une certaine

quantité de Sperme; mais dès qu'on veut
pousser cette action trop loin, bientôt les testicules ne sécrètent plus, les vésicules ne
fournissent plus de liqueur.

Est-il bien juste de dire que les hommes
maigres fournissent plus de Sperme que ceux
qui ont de l'embonpoint ? On dit que lorsque
la nutrition se fait irrégulièrement, certains
organes reçoivent par surabondance des
matériaux et d'autres au contraire que peu
de ceux qui leur seraient nécessaires. On
conclurait donc que chez l'homme passable-
ment gras, tous les efforts de la nutrition se
dirigent vers les tissus cellulaires, tandis que
chez celui qui est maigre, ils se portent par
surabondance sur les organes génitaux ?
Cela ne saurait être vrai. Ce qui est certain,
c'est que chez les gens robustes, les sécrétions en général sont plus copieuses ; dans
cet état de choses, les gens gras et ceux qui

sont maigres, ne seraient pas moins pourvus de Sperme, ni moins propres à engendrer, donc il y a erreur dans ce dicton populaire : *Bon coq n'est jamais gras !*

Les organes de la femmes comprennent :

1° La vulve ;

2° Le vagin ;

3° L'utérus et annexes: Règles.

1° LA VULVE est l'ensemble des parties génitales externes de la femme, elle se compose du *pénil* ou *mont de Vénus*, des *grandes lèvres*, des *petites lèvres*, du *clitoris*, du *vestibule* et de *l'hymen.*

Le mont de Vénus est une saillie arrondie dont la peau est doublée d'une couche de graisse, dont l'abondance varie avec l'embonpoint de la femme, il se couvre de poils à l'époque de la puberté.

Les Grandes Lèvres sont deux saillies allongées limitant une ouverture en forme de fente dirigée en bas et en haut et d'avant en arrière. Ces deux replis se réunissent en avant et en arrière pour former les *commissures* de la vulve. La commissure antérieure est peu marquée, elle décrit une espèce d'arcade arrondie surmontant le clitoris, dont elle est séparée par un léger intervalle ; le capuchon du clitoris est visible à ce niveau entre les grandes lèvres. La commissure inférieure est plus apparente, elle constitue un mince repli, nommé *fourchette*, séparé de l'orifice vaginal par une dépression nommée *fosse naviculaire*.

Chez les enfants et les filles vierges et les femmes qui ont de l'embonpoint, les grandes lèvres sont fermes, épaisses, appliquées l'une contre l'autre. Chez les femmes maigres, surtout chez celles qui ont eu beaucoup d'enfants ou qui se livrent souvent au coït ; chez les femmes âgées, ces replis deviennent flasques, de sorte que la vulve reste constamment entrebâillée. Les grandes lèvres sont recouvertes à leur partie extérieure de poils.

Les Petites Lèvres sont deux replis cutanés situés entre les grandes lèvres, elles sont plus ou moins symétriques, il n'est pas rare que l'une d'elles soit plus grande que celle du côté opposé.

Les petites lèvres s'unissent au-dessus du clitoris et forment le prépuce ou capuchon de cet organe. Elles offrent des dimensions variables, chez les nouveau-nés, elles débordent des grandes lèvres, ce qui tient au défaut de développement de ces dernières. Chez certaines femmes, souvent cachées par les grandes lèvres, elles les débordent chez d'autres au point de former saillie considérable.

Le Clitoris est un organe érectile ;

formé par la réunion de deux corps caverneux comme chez l'homme. Il se détache de
sa racine en se courbant du bas et en arrière
en forme de crosse, pour se terminer par une
extrémité conique à laquelle on a donné le
nom de gland.

Les dimensions du clitoris à l'état de flaccidité sont ordinairement de trois centimètres de longueur sur sept à huit millimètres
de diamètre. Chez certaines femmes le clitô-
ris peut atteindre une longueur considérable.
Tarrier a signalé un cas de 13 centimètres

Le Vestibule présente à sa partie supérieure l'orifice externe de l'urèthre, le méat
urinaire. Dans sa partie inférieure s'ouvre le
vagin, rétréci chez la vierge par la membrane
hymen. Sur les côtés de la membrane ou de
l'orifice du vagin, quand cette membrane
n'existe plus, viennent déboucher les conduits
de deux glandes aplaties en forme d'aman-

des, qui sécrètent un fluide spécial destiné à tenir constamment humide la cavité vaginale.

Les parois du vagin sont constituées par un lacis veineux extrêmement serré qui forme de nombreux plis avec papilles érectiles. Ces papilles par leur turgescence au moment du coït excitent l'organe de l'homme.

L'HYMEN est une membrane qui obture d'une manière plus ou moins complète la partie antérieure du vagin. L'hymen est situé entre la vulve et le vagin, il sépare la partie urinaire de la partie génitale. C'est une ligne circulaire qui suit la naissance des petites lèvres et se dirige vers le méat urinaire en s'étendant de chaque côté. C'est un repli uniquement analogue aux autres replis du vagin, mais il se distingue par son siège, par ses dimensions, par sa forme. Sa consistance est molle et flottante et il peut quelquefois **être déprimé sans rupture.**

L'Utérus ou matrice constitue chez la femme, avec *les ovaires* et *les trompes de Fallope*, la portion profonde des organes de la reproduction.

La comparaison de la forme de l'utérus avec celle d'une poire est devenue classique; le fond ou la grosse partie de l'organe regarde en bas, dans le vagin au fond duquel il se trouve enchâssé.

La grosse partie a reçu le nom de *corps*, elle est séparée de la partie mince, qui se nomme *col*, par un sillon peu profond, mais relativement étendu en longueur, qu'on appelle l'*isthme* de l'utérus.

Le col de la matrice où s'ouvre l'orifice dans le vagin, se montre suivant les femmes sous des formes très variées. Presque conique chez les vierges et percé au centre d'un petit orifice circulaire, elle devient chez les autres et surtout chez celles qui ont eu des enfants, aplatie, et présente une ouverture transversale partageant le col en deux parties : une lèvre antérieure et une lèvre postérieure. L'orifice du col est aussi très variable ; très petit quand il n'y a pas de grossesse, il devient une véritable fente transversale plus ou moins irrégulière, qui permet chez les femmes qui ont eu plusieurs enfants l'introduction du doigt.

Les Ovaires sont des organes où se produit l'élément générateur femelle, l'*ovule* qui fécondé par sa fusion avec les spermatozoïdes donne naissance à un nouvel être.

Les ovaires sont au nombre de deux, l'un à droite, l'autre à gauche placés symétriquement aux deux côtés de la matrice. Ils contiennent dans leur masse des *ovisacs* où prennent naissance le *vésicule de Graaf* renfermant l'*ovule*.

A l'époque du rut chez les femelles et tous

les mois chez la femme, une des vésicules s'accroît considérablement, se rapproche de la surface de l'ovaire et finalement s'ouvre de manière à laisser s'échapper son ovule. Ce phénomène constitue ce que l'on appelle la *chute* de l'œuf ou l'*ovulation*.

On a démontré que ni la fécondation, ni l'accouplement ne sont nécessaires à cette chute de l'ovule, mais on sait que la présence du sperme, le coït, les excitations génésiques peuvent hâter puissamment la rupture de la vésicule et rapprocher les époques où ce phénomène se produit.

Ces phénomènes se révèlent à l'extérieur par la menstruation. (Voyez Règles.)

L'ovule échappé tombe dans la *trompe de Fallope* dont il suit le canal.

La trompe de Fallope est un organe mobile, contractile, et érectile situé à droite et à gauche de l'utérus par-dessus l'ovaire. Le pavillon de la trompe embrasse complètement l'ovaire au moment de la chute de l'ovule. Après avoir reçu l'ovule, la trompe le transmet à l'utérus. Arrivé là, l'ovule, s'il a été fécondé, s'y fixe et y continue son développement déjà commencé dans le trajet de la trompe où il a rencontré les spermatozoïdes. Dans le cas contraire, il disparaît et se fond, entraîné par le mucus.

LES MENSTRUES ou RÈGLES constituent une fonction qui consiste dans la production et le développement des vésicules de l'ovaire, elle amène périodiquement une vésicule, et, par conséquent, un œuf en maturation à la surface de l'ovaire, pour y être expulsé ou détruit par la phlegmasie et la rupture de la vésicule. Ce dernier acte étant la terminaison de la formation et de l'évolution de chaque vésicule et de l'ovule qu'elle contient, ne peut être continu, il s'accomplit à des époques régulières ; c'est à lui que se rattache la turgescence hémorrhagique de tout l'appareil génital, dont le flux menstruel est le résultat.

Une citation remarquable d'un auteur allemand est celle-ci : — « ... La génération domine tellement chez la femme que, hors de la grossesse et de l'allaitement, celle-ci tombe dans un état voisin de la maladie, qui ne cesse que par la mise en jeu d'une activité analogue à cette fonction. La femme porte en elle-même une telle surabondance de force plastique, tendant à la conservation de l'espèce humaine, que quand cette force ne peut pas atteindre son but proprement dit, elle est obligée de se répandre pour ainsi dire en une excrétion particulière, qui lui facilite cependant les moyens d'arriver à ce but. La formation de la substance vitale du sang est si abondante ici; que si cette substance ne peut point être employée à la conservation de l'espèce, elle sort de son cercle et détermine la seule hémorrhagie qui soit normale. »

On peut dire que la nature, en produisant l'évacuation menstruelle chez la femme, a voulu assurer une plus grande fécondité à l'espèce humaine, puisqu'il est prouvé que les femmes ne sont jamais plus disposées à devenir enceintes qu'à chaque évolution menstruelle.

III

LES MAMELLES

Apanages de beauté.
La sécrétion lactée.
Anomalies.

Les Mamelles représentent deux saillies arrondies, plus ou moins accusées que surmonte une papille érectile appelée *mamelon* autour de laquelle se trouve un cercle coloré qui a reçu le nom *d'auréole*.

A peine développées avant la puberté, elles prennent à cette époque un accroissement qui est en rapport avec le développement de l'appareil génital. C'est pendant la grossesse qu'elles acquièrent le volume le plus considérable. Durant la vieillesse elle s'atrophient de plus en plus.

La peau qui les recouvre est d'une extrême finesse, elle laisse souvent voir par transparence le réseau veineux sous-cutané, ce qui lui donne une teinte marbrée légèrement bleuâtre; ce caractère ne se montre que chez les jeunes filles. Après la grossesse et l'allaitement, la peau perd son poli, et ne présente plus au toucher cette douceur qu'on ne trouve nulle part ailleurs.

Au niveau de l'auréole, la peau change de couleur: rosée chez les blondes, elle est d'un rouge brun jaunâtre chez les brunes et d'un noir mat avec reflet purpurin chez les négresses. Les Mamelles sont constituées par des glandes en grappes, dans lesquelles est sécrété le lait. Bien que d'une manière générale ces glandes ne contiennent du lait que pendant la grossesse, il y a des observations qui permettent de dire que cette règle n'est pas absolue.

Le Dr Baudelocque a signalé le fait d'une fille de 8 ans qui allaita pendant un mois son petit frère que sa mère ne pouvait nourrir. Audebert cite une femme ayant nourri encore à 62 ans. On a vu en outre des femelles d'animaux non fécondées donner du lait en abondance. Humboldt et Auzias disent avoir vu des hommes dont les mamelles donnaient du lait. Tout le monde connaît l'histoire du bouc de Lemnos, M. Schlosberger a analysé du lait provenant d'un pareil animal, il a reconnu qu'il ne différait pas sensiblement de celui fourni par les femelles de la même espèce.

Le Dr Roilet dit, à ce sujet, que si ces faits ne laissent pas que d'étonner au premier abord ; pour tous cependant on peut invoquer la succion; l'excitation qui en résulte est bien capable d'entretenir la fonction après la grossesse, pourquoi ne la ferait-elle pas naître en dehors de cet état?

On peut citer l'exemple suivant à ce sujet :

« L'an 1670, Mme Lapérarce, fille de M. d'Espérance, capitaine au port de la Pointe de Sable à Saint-Christophe, fut obligée de s'embarquer pour venir en France; elle emmena avec elle trois négresses, une vieille, la seconde âgée de 30 ans et la troisième de 16 à 18 ans, qu'elle avait élevée chez elle depuis son bas âge et de la sagesse de laquelle elle était intimement convaincue. Elle avait en outre une petite fille de deux mois à la mamelle de sa nourrice, qu'elle croyait s'être embarquée avec elle; mais lorsque on eut mis à la voile, on s'aperçut trop tard que la nourrice était restée à terre; il fallut nourrir l'enfant avec du biscuit, du sucre et de l'eau dont on lui faisait une

soupe, mais elle ne se contentait pas de cet
aliment, et faisait des cris continuels qui in-
commodaient beaucoup tout l'équipage, surtout la nuit. Pour tâcher de l'apaiser, on
conseilla à la mère de faire amuser son enfant à la mamelle de la jeune négresse, son
esclave, ce qu'elle fit effectivement et si heu-
reusement, que l'enfant n'eut pas plutôt tété
pendant deux jours, qu'elle fit venir suffisam-
ment de lait pour se nourrir, en sorte que
pendant environ un an, elle fut toujours
nourrie par le lait de la négresse vierge ».

Au point de vue plastique Dionis nous dit :

« — Bien proportionnées, elles sont un des
principaux ornements des femmes, particu-
lièrement lorsqu'elles sont accompagnées
d'une gorge bien taillée, et recouvertes d'une
peau fine ; il faut aussi qu'elles soient blanches,
rondes et médiocrement séparées dans leur
milieu ; qu'elles aient un mamelon vermeil et

point trop gros, qu'elles ne soient point placées ni trop haut, ni trop proche des aisselles et enfin qu'elles ne soient ni trop grosses, ni trop pendantes. Voilà les conditions qu'elles doivent avoir pour être belles, et pour être propres à inspirer l'amour. »

En effet de tous temps les Mamelles ont été considérées comme un des principaux attributs de la beauté.

Les fonctions de l'apanage de beauté sont étroitement liées à celles de l'appareil génital. Le développement rapide des seins se manifeste en effet à l'époque de la puberté; leur gonflement est manifeste à chaque époque menstruelle et leur atrophie après l'âge critique est bien connue, comme aussi l'augmentation de leur volume produite par la grossesse; la suppression des règles pendant l'allaitement prouve que cette sympathie des organes est absolument réelle.

Mercier de Compiègne, dans « l'Eloge des seins des femmes, » s'exprime ainsi :

« Les tétons sont la dernière beauté qui vient au sexe et la première qui est confisquée, il est peu de femmes privilégiées qui les conservent comme Ninon. C'est pour cela qu'elles en ont un soin tout particulier et qu'elles confient leurs enfants au sein mercenaire des nourrices. »

En effet, les seins, fermes et rebondis à la puberté, diminuent de consistance aussitôt après la maternité. Chez la femme stérile ils demeurent relativement fermes, mais dans la débauche ils deviennent rapidement flasques.

Mercier ajoute: « La fleur des champs que le papillon se plaît à baiser, s'effeuille enfin sous l'aile de l'insecte brillant; ainsi la fleur d'un beau sein finit par se faner sous les caresses d'un indiscret amour. La rose de volupté ressemble à Titon dans les bras de l'Aurore; chaque baiser la vieillit d'un lustre, et le bouton du matin, le soir n'est plus qu'une épine. »

Dionis nous fournira la conclusion:

« — Plus une femme vieillit, plus elle a les Mamelles molles et flasques, n'y restant plus à la fin que des peaux! »

IV

L'AUBE DE L'AMOUR

Fêtes de la puberté dans le monde.
Influence des sexes, des climats et des mœurs.
Phénomènes de la puberté.

———

Les différents âges de la vie humaine présentent une série de phénomènes qui en forment le caractère spécial et distinctif. De tous ces phénomènes il n'en est pas de plus extraordinaires que ceux qui se manifestent à la puberté. Cette révolution a inspiré les sentiments d'une admiration profonde, à tel point qu'on n'a pas craint de dire: — La puberté est l'opération la plus merveilleuse de la nature.

Autrefois, chez la plupart des peuples, on avait institué des fêtes pour l'époque de la puberté : chez les Romains, on donnait des festins, à la famille, aux amis ; on coupait les cheveux aux garçons, on en jetait une partie au feu, en l'honneur d'Apollon, et l'autre à l'eau, en l'honneur de Neptune; parce que, disait-on, les cheveux croissent à l'aide de l'humidité et de la chaleur.

A l'égard des filles, lorsqu'elles entraient dans la puberté, elles offraient à Vénus leurs poupées, on leur ôtait la petite boule d'or qui pendait sur leur poitrine; mais on leur laissait la *robe prétexte* jusqu'au mariage.

Parmi les peuples modernes, on ne voit plus guère de fêtes qu'en Afrique chez les sauvages, ou chez d'autres indigènes primitifs de l'Océanie et du Nouveau Monde.

La bizarre cérémonie que pratiquent à ce sujet les Hottentots mérite d'être rapportée.

Kolbe nous raconte que chez eux la jeunesse
est confiée à la garde des mères, jusqu'au
moment de la puberté. On reçoit alors les
garçons au rang des hommes, avec lesquels
jusqu'ici ils n'avaient eu la hardiesse de con-
verser. Le candidat est placé au milieu des
hommes de la tribu assemblés et accroupis.
En vertu d'un usage séculaire et bien contradictoire avec la circonstance, il ne conserve
qu'un testicule, ayant été privé dès l'âge de
9 ans d'un de ces organes; c'est dans cet état
de mutilation qu'il se présente, n'ayant pas
négligé de se frotter de graisse et de suie.
Alors le plus vieux de l'assemblée, lui dé-
clare qu'à l'avenir il doit abandonner sa
mère, renoncer à la compagnie des femmes
et aux amusements de l'enfance, en un mot
que dans ses actions, il doit se conduire en
homme. Le pubère reçoit alors une inon-
dation d'urine par le ministère de l'orateur.

Chez les Cafres, une jeune fille pubère est admise dans le cercle des femmes avec des cérémonies que le Père Neuhaus se contente de déclarer d'une extraordinaire impudicité, ne pouvant autrement les décrire.

Selon Reclus, les jeunes filles cafres se déguisent bizarrement et font toutes sortes d'extravagances, puis elles se rasent tous les poils du corps et passent la dernière nuit de leur noviciat à chanter, à siffler et à danser ; elles allument un grand feu où elles jettent leurs accoutrements. Le lendemain elles se baignent, se teignent en rouge, s'oignent, de graisse et retournent au village. Elles nomment une reine et toutes prennent un cavalier, aucune ne doit rester seule, et s'il en est de trop timides pour chercher un compagnon, il est du devoir des matrones de leur en procurer un. S'il arrive un accident, les parents du coupable offrent des vaches à la famille de la jeune fille et achètent celle-ci. Au besoin ils achètent l'enfant.

Au Loango, quand une fille a ses menstrues pour la première fois, elle est enfermée dans une case avec ses compagnes ; s'il en est dans le même cas, pendant un mois, elle est peinte de rouge et nul ne doit y toucher. Le délai expiré, elle va se laver à la rivière ou à la mer, elle se peint de nouveau et se graisse, puis on la porte en triomphe au milieu des danses et des chants et reçoit la consécration qui la fait femme.

En Australie, les hommes et les femmes ne peuvent être admis à la vie commune, s'ils n'ont subi les initiations les plus bizarres : ou on leur arrache les incisives, ou le cartilage du nez est perforé pour y recevoir un ornement; parfois ce sont de profondes incisions qui sont pratiquées aux flancs ou sur la poitrine.

Si la virginité est en grand honneur chez la plupart des peuples, il en est cependant qui ne s'en préoccupent point. C'est encore à l'époque de la puberté qu'on procède à la défloration dans certaines nations. Chez les Australiens Peake, la fille est tenue solidement par les pieds et par les mains, tandis qu'un vieillard introduit un doigt, puis deux, puis trois dans le vagin.

Chez les Dalentes du Sénégal, les filles à leur puberté doivent être violées par le roi.

Parmi les phénomènes qui précèdent et accompagnent la puberté, il en est de généraux communs aux deux sexes et de particuliers, propres à chacun d'eux.

Au point de vue général, la puberté s'annonce par une espèce d'engourdissement, de lassitude, une langueur générale; une sensation vive, agréable, un prurit jusqu'alors inconnu se manifeste aux parties qui caractérisent le sexe. Le pubis se couvre de poils, dès lors les organes génitaux doivent être considérés comme un foyer, d'où les irradiations continuelles portent dans toutes les parties du corps un mode d'excitation propre à cet âge.

En même temps que le système musculaire acquiert plus de force, la transpiration cutanée exhale une odeur remarquable, que l'on a comparée à celle que répandent les animaux au temps du rut. Ces émanations de la peau se font sentir principalement chez les individus robustes et dont les organes annoncent un penchant décidé aux plaisirs amoureux. Il est des jeunes gens et des jeunes filles qui sont habituellement enveloppés d'une atmosphère odoriférante, agréable chez quelques-uns, quelquefois repoussante, mais en général propre à réveiller les désirs voluptueux dans le sexe opposé.

Le développement des parties de la face, lui donne un nouveau caractère; le cou acquiert de la grosseur et les organes qu'il renferme subissent des changements analogues, on les observe sur le larynx; la voix mue pour ainsi dire, elle devient plus grave.

L'époque de la puberté varie suivant les sexes, les climats et les mœurs.

L'homme plus grand, plus fort, composé de parties plus compactes que la femme, a besoin d'un temps plus long pour parvenir au terme d'accroissement parfait.

L'homme est en général pubère deux ou trois ans plus tard que la femme.

Une atmosphère chaude et sèche accélère la circulation, exalte la sensibilité. Les individus soumis à l'influence d'une température aussi élevée deviennent pubères de très bonne heure.

Dans certaines contrées de l'Asie, de l'Afri-

que et de l'Amérique, les hommes sont pubères à douze et même onze et dix ans et les
filles sont réglées à dix, neuf et huit ans.

Les individus soumis à l'influence d'une
atmosphère froide et sèche; les Russes les
plus septentrionaux, par exemple, ont une
circulation large, mais lente. Le système nerveux enfoui sous des muscles épais, recou-
verts d'une graisse abondante, a des sensations presque nulles. Si au froid se joint
l'humidité, les parties génitales reçoivent une
faible quantité d'excitation et réagissent fai-
blement sur l'économie. Dans ces circonstances l'homme devient pubère au plus tôt à
15 ou 16 ans et la jeune fille à 14 ans.

Dans un pays tempéré, on observera un
terme moyen. En France l'homme devient pubère à 14 ou 15 ans environ et la femme de
12 à 14, mais le développement suit souvent
des causes indéterminées.

Les mœurs et les professions ont encore une influence bien marquée sur l'époque de la puberté.

Le cultivateur, l'artisan exerçant fortement l'appareil locomoteur, chez eux les muscles sont développés aux dépens du système nerveux. Des aliments abondants, réparateurs, mais non stimulants, soutiennent leurs forces sans les exalter; un travail presque continuel, tient leur esprit dans un état de calme rarement troublé par les passions; un sommeil court, paisible suffit pour dissiper les fatigues. Dans cette classe, les femmes partagent les travaux des hommes; elles connaissent le repos, mais ignorent l'oisiveté; la puberté s'annonce chez elles à 13 ou 14 ans et à 15 ou 16 chez l'homme.

Si nous comparons à ces mœurs simples celles de l'habitant des villes, nous verrons que par un concours de circonstances la susceptibilité nerveuse est nécessairement augmentée; inaction, ou mouvements fébriles, usage et abus de spiritueux, repas épicés, mets délicats, fréquentation des spectacles lascifs, veilles prolongées, lectures érotiques, etc., toutes choses qui prédisposent à la précocité sexuelle et font devancer l'époque normale de la puberté.

Les phénomènes qui se produisent à l'époque de la puberté sont de plusieurs natures selon le sexe:

Chez l'homme, les bourses jusqu'alors resserrées s'agrandissent, leur contractilité est plus vive, elle se manifeste surtout par l'action du froid; elles présentent aussi des mouvements ondulatoires, qui tiennent à des contractions successives et répétées en présence d'objets qui éveillent des pensées voluptueuses. Les testicules éloignés des anneaux par l'allongement des cordons spermatiques acquièrent un volume presque double de celui qu'ils avaient auparavant.

La verge subit des changements analogues à ceux des testicules, elle grossit et s'allonge; les érections fréquentes font que le prépuce devient plus court et que le gland dont la sensibilité est alors si exquise, se découvre en partie; les songes érotiques troublent le sommeil et la jeunesse, dit Montaigne, « s'échauffe si avant dans son harnois, toute endormie, qu'elle assouvit en songe ses amoureux désirs ».

Les premières émissions du sperme sont aqueuses et peu abondantes, mais bientôt elles deviennent considérables, exhalent une odeur forte et sont d'une consistance plus ferme.

Chez la femme les signes spéciaux de la puberté sont précédés d'un travail plus ou moins pénible dans les ovaires et dans l'utérus, il occasionne des troubles lombaires et des maux de tête fréquents, les yeux sont cernés, les joues décolorées, et l'on remarque une langueur particulière dans les fonctions de tous les viscères.

Cependant les formes extérieures commencent à se modifier, le bassin s'élargit, l'aspect du centre de gravité dans la progression et dans la course, donne à la femme un air gêné, quand elle se livre à ces deux exercices; c'est ce qui a fait dire à J.-J. Rousseau : « Les femmes ne sont pas faites pour courir ; quand elles fuient, c'est pour être atteintes ; la course n'est pas la seule chose qu'elles fassent d'un air gêné, mais c'est la seule chose qu'elles fassent de mauvaise grâce. »

« Alors, dit Roussel, le tissu cellulaire envoie de la poitrine des productions qui, après avoir arrondi le cou et lié les traits du visage, vont se perdre agréablement vers les épaules et se prolonger vers les bras, pour leur donner des contours fins, déliés, moelleux, qui se continuent jusqu'aux extrémités des mains. »

La peau conserve sa blancheur, elle ne se recouvre de poils qu'à la région du pubis et aux aisselles, l'activité du système pileux se concentre dans les cheveux.

Les ovaires augmentent de volume, la matrice devenue centre de fluxion est pénétrée de sang chaud, stimulant, qui distend les vaisseaux capillaires en exhale à sa surface muqueuse une quantité d'abord abondante qui revient périodiquement tous les mois et constitue les règles.

L'éruption des règles était regardée autrefois comme une dépuration qui entraînait les impuretés, les principes âcres contenus dans les humeurs, et d'après cette fausse manière de voir, on l'accusait d'être chargée de propriétés malfaisantes. On conçoit que, dans les pays chauds, si les femmes n'usent pas de soins de propreté, ce sang très pur dans son origine, mais bientôt mêlé avec les autres fluides, sécrétés par les organes génitaux, doit acquérir une odeur forte, extrêmement repoussante et contracter par son mélange et sa décomposition un caractère particulier, dans ses qualités physiques et chimiques.

C'est sans doute à la connaissance de ces faits acquise par certains peuples, qu'il faut attribuer l'état d'isolement complet dans lequel ils réduisaient leurs femmes pendant la menstruation.

Les parties externes de l'appareil génital suivent les développements des ovaires et de l'utérus. Le mont de Vénus ou pénil s'élève, s'arrondit, s'ombrage de poils, les grandes lèvres et les nymphes que Linnœus compare *aux pétales de la fleur*, deviennent plus saillantes, prennent une couleur plus vermeille et sont habituellement humectées d'un fluide muqueux dont la sécrétion augmente en présence d'objets qui éveillent les pensées voluptueuses. Alors la turgescence de toutes ces parties, l'érection du clitoris, de cet organe doué d'une si exquise sensibilité, se renouvellent avec une grande facilité et sont accompagnées d'un sentiment de plaisir que la pudeur irrite et rend plus vif encore.

V

L'APPÉTIT VÉNÉRIEN

Ses causes.
Sensibilité génitale de l'homme et de la femme.
Influences du genre de vie et des saisons, in-
fluences morales.
Exagérations et aberrations.
Exemples.

On a dit que « les querelles de ménage cessent sur l'oreiller », c'est reconnaître les heureuses modifications que la satisfaction du besoin génital imprime au caractère.

L'action du besoin génésique sur les facultés intellectuelles est si vraie que le plus grand nombre de cas de folies, de suicides et d'homicides sont dus à cette cause. C'est aussi sous la même influence que se commettent l'inceste, le viol, l'adultère et les attentats à la pudeur.

C'est pour cette raison que dans la société civile on tolère la prostitution.

Saint Augustin a dit : « Quoi de plus sordide, de plus ignoble et de plus honteux que les prostituées, les proxénètes et les autres pestes de cette nature ? Et pourtant, supprimez la prostitution, vous troublez la société par le libertinage. »

Montaigne dit à peu près de même : « De là, avoue, disent aulcuns, que d'oster les bordels publiques, c'est non seulement espendre partout la paillardise qui estait assignée ces lieux là, mais encore inguillonner les hommes à ce vice par la malaysance. »

L'appétit vénérien est sollicité par des causes physiologiques et psychiques :

Les premières proviennent toutes plus ou moins directement de la fonction génitale.

La cause la plus naturelle chez l'homme c'est l'accumulation de la semence dans les vésicules ; ce phénomène détermine le besoin d'épancher au dehors le sperme, de même que le besoin d'uriner se fait sentir lorsque la vessie est pleine.

Il y a encore la stimulation des sens sur l'appétit vénérien ; ainsi, les charmes de la beauté, les nudités, les tableaux obscènes, les lectures érotiques, les propos lascifs excitent les organes génitaux à la recherche de la satisfaction.

Le siège de l'appétit vénérien réside dans le cerveau, ceci explique la persistance des désirs sexuels chez les eunuques. Saint-Benoît comparait spirituellement les mutilés à des bœufs qui ont été privés de leurs cornes, mais qui peuvent encore donner des coups de tête.

Godard a rapporté l'histoire d'un eunuque qui tenta de violer la femme d'un mécanicien.

Shakspeare n'ignorait pas cette particularité, comme l'indique le dialogue tiré de *Antoine et Cléopâtre* :

Cléopâtre. — Tu es bien heureux d'être chatré, ta pensée, restée libre, peut ne pas s'envoler d'Egypte… as-tu des passions ?

Mardian. — Oui, gracieuse dame.

Cléopâtre. — En réalité ?

Mardian. — Pas en réalité, madame, car je ne puis, en réalité, rien faire que d'innocent ; pourtant j'ai des passions profondes et je pense à ce que Vénus fit de Mars !

L'excitation génésique persiste aussi chez les femmes privées d'ovaires ; c'est pour la même raison que l'excision du clitoris et de ses racines, pratiquée dans les cas graves de délire érotique, est souvent restée infructueuse. Aussi faut-il douter de l'efficacité du moyen employé par Marie Coronel pour calmer son ardeur amoureuse. Cette femme ne pouvant résister aux désirs charnels, en l'absence de son époux et afin de ne pas être exposée à lui faire infidélité, prit un tison ardent et l'appliqua à l'endroit qu'elle regardait comme le siège de sa passion.

Le sens génital s'éveille à la puberté ; c'est cet âge que le Talmud appelle l'*âge du devoir*, et s'éteint à la vieillesse.

Lamartine dépeint cette impuissance :

> J'ai passé l'âge heureux où la fleur de la vie,
> L'amour s'épanouit et réchauffe le cœur,
> Et l'admiration dans mon âme ravie
> N'a plus pour la beauté qu'un rayon de chaleur.

Cependant il est des cas exceptionnels. Ninon de Lenclos eut à l'âge de quatre-vingts

(80) ans, une violente passion pour l'abbé Geydon. On cite encore en exemple ce qu'a dit le Dr Fioux de cette dame âgée qui répondit à Bertillon, lui demandant à quelle époque de sa vie elle avait cessé ses relations conjugales. « Il faut demander cela à une plus vieille que moi ! », D'après le même auteur, les mœurs des vieillards des deux sexes dans les maisons de retraite prouvent la persistance des besoins sexuels dans la vieillesse.

Ceci n'est pas règle générale, la vérité est que le sens génésique s'éteint dans la vieillesse.

Le sensibilité génitale est plus précoce dans le sexe féminin que dans l'autre, mais elle s'éteint aussi plus tôt chez la femme. Il est à remarquer que l'ardeur amoureuse est un peu moins vive chez la femme que chez l'homme, il y a certainement des exceptions.

Le Dr Goldschmith a connu une prostituée

qui lui a affirmé qu'étant amoureuse d'un jeune homme, elle avait éprouvé de la volupté jusqu'à six fois dans une journée, et pendant toute une semaine il en fut de même ; l'homme était tombé malade, mais la femme, comme dit Salomon, après avoir essuyé sa bouche après manger, a dit : « ce n'est rien »!

Montaigne parlant de Proculus et de sa femme : « — Maîtres ouvriers et fameux en cette besogne ; luy despucela bien une nuict dix vierges Sarmantes ses captives ; mais elle fournit réellement en une nuict vingt et cinq entreprises, changeant de compagnie selon son besoing et son goust. »

Les femmes des pays chauds passent pour plus ardentes que celles des pays tempérés.

Si les animaux ne s'accouplent qu'à certaines époques de l'année, les oiseaux au printemps, les cerfs en automne, les loups en hiver ; dans l'espèce humaine l'appétit vénérien n'est point assujetti à l'influence des saisons.

— « Quoi, madame, disait-on à Mme de la Sablière, toujours de l'amour et des amants ! Les bêtes n'ont du moins qu'une saison. — C'est vrai, répondit-elle, mais ce sont des bêtes ! »

Cependant, au dire de Champier, « le temps le plus convenant à génération est prinstemps et le pire est l'autaumne. « Cela est vrai, car c'est dans le mois de mai que l'on observe le plus grand nombre de conceptions, de viols et d'attentats.

Les bons repas excitent à l'appétit vénérien, mais aussi les désirs s'émoussent chez ceux qui prennent ordinairement une nourriture trop abondante: « Un cruel tyran, le ventre, domine toute la nature, dit Michelet, il dompte jusqu'à l'amour. »

Le vin, pris dans une certaine mesure rend,

d'après Pline, « gentil compagnon à l'endroit des dames, » pris sans mesure, il produit l'effet contraire. Plutarque en fait l'observation: « Ceux qui boivent beaucoup de vin sont lâches à l'acte de la génération et ne sèment rien qui vaille, ni que soit de bonne trempe pour bien engendrer ; et leurs conjonctions avec les jeunes sont aussi vaines et imparfaites. »

La modération en aliments et en boissons doit être le plus efficace moyen pour conserver l'activité génitale.

Cratès pensait que les véritables remèdes de l'amour sont la faim, le temps et la corde. « On ne sait pas, dit-il, combien une femme devient fidèle quand elle est mal nourrie. »

Cependant la privation de nourriture ne produit pas toujours cet effet modérateur, ainsi que le prouve l'extrême fécondité de gens de condition misérable. Il faut dire aussi que cette fécondité tient surtout à la recherche du plaisir facile et à l'insouciance.

Les influences morales sur l'appétit vénérien sont surtout dans l'imagination. L'imagination exalte ou déprime l'énergie amoureuse.

Une femme complètement indifférente à un individu, est recherchée avec ardeur par un autre. On voit des femmes ne pouvant subir le contact de certains hommes qu'avec la plus grande répulsion.

Dans son *Traité de l'impuissance*, Roubaud cite un individu qui ne pouvait remplir les fonctions génitales qu'avec une femme blonde, coiffée à l'anglaise, chaussée de brodequins, corsetée, vêtue d'une robe de soie, c'est-à-dire munie de toutes les particularités que son souvenir gardait de ses premiers ébats érotiques.

Un sentiment très exagéré de pudeur est

une cause morale incompatible avec tout désir voluptueux. « La bru de Pythagore, dit
Montaigne, disait que la femme qui se couche
avecques un homme doilt, avecques sa cotte,
laisser quand et quand la honte et la reprendre avecques sa cotte. » Voltaire cite un
homme qui tombait en défaillance « à la vue
de ce qui donne des désirs aux autres ».

Les femmes savent bien que l'appétit vénérien est provoqué par l'odeur de leur corps
d'abord et ensuite par les parfums dont elles
ont soin de se charger abondamments. L'excitation génésique n'est non seulement produite par l'odeur des sécrétions provenant
des organes génitaux, mais encore par celle
des secrétions cutanées. Le Dr Cabanes dit
à ce sujet: « — Il est des femmes qui sentent
l'ambre, le musc, mais naturellement, telles
les blondes cendrées; d'autres, principalement des femmes aux cheveux chatains, sen-

tent la violette. Agnès Sorel, Diane de Poitiers, Mme de Maintenon, possédaient ce rare privilège. Certaines femmes très brunes à la peau blanche, dégagent une odeur d'ébène.»

Le Dr Galopin prétend que « — quelques-unes sentent l'ambre et la violette quand le dessous des aisselles est à l'air, chez d'autres, les aisselles répandent une odeur de mouton en rut, dont les chats sont si friands, qu'ils dévorent les chemises et les robes de leurs maîtresses ».

L'excitation particulière que répandent les rousses sur certains tempéraments paraît tenir à l'odeur qu'elles exhalent. Le Dr Binet dans le « *Fétichisme dans l'amour* » rapporte le fait suivant : « Un étudiant en médecine était assis sur un banc, dans un square, occupé à lire un ouvrage : il remarqua que depuis un moment il était gêné par une érection persistante, sans désir. En se retournant il aperçut une femme rousse, assise sur l'autre côté du banc et qui répandait une odeur assez forte. L'explication était toute trouvée. »

— Esquirol nous a montré une jeune femme qui devint folle le premier jour de ses noces.

L'oisiveté est une cause de recherche de satisfactions génitales. Dans la *Santé des gens mariés*, le Dr Seraine cite ce proverbe comme étant des plus véridiques :

« On fait la cour à Dieu à genoux, mais
« oisif et étendu sur un canapé on la fait
« au diable. »

Rabelais raconte que : « Canoclas Sicyonian, sculpteur, voulant donner à entendre que oisiveté, paresse, nonchaloir, étaient gouvernants de raffineryes, feit la statue de Vénus assise, non debout, comme avoyant fait ses prédécesseurs. »

Il y a aussi des exagérations en appétit

sexuel: La fureur utérine et la nymphomanie chez la femme et le satyriasis chez l'homme.

Les personnes atteintes de ces exagérations ou folies, subissent sous leurs influences une perversion absolue du sens génital, qui les pousse à des actes de lubricité extraordinaires.

C'est un garçon de ferme, le jeune Prunier qui, en 1879, viole une vieille femme, la tue à coups de bâton, la jette à la rivière, puis la repêche après son souper, afin d'assouvir à nouveau sa passion sur le cadavre.

C'est cette femme dont parle Tardieu: « Une femme jeune encore avait, sous l'influence d'un dérèglement de l'imagination impossible à comprendre, défloré sa petite fille, âgée de 12 ans, en lui introduisant les doigts très profondément dans les parties sexuelles et dans l'anus... L'enfant racontait avec un accent de vérité saisissant, qu'il n'était pas rare que sa mère la réveillât au milieu de la nuit, et se livrât sur elle à ces actes effrénés qui se prolongeaient pendant une heure entière; et durant cette scène, devant laquelle l'esprit recule, la mère était haletante, son teint, son regard s'animaient, son sein s'agitait; elle s'arrêtait, baignée de sueur! »

Une observation absolument extraordinaire est celle publiée par le Dr Segnos en 1836 dans le *Journal des connaissances médico-chirurgicales*. « En mai 1827, un cordonnier, domicilié rue de la Tonnellerie, à Paris, et nommé Balke, alla chez une fille publique de la même rue, lui fit prendre un tranchet et lui recommanda, au moment de l'éjaculation, d'inciser doucement et en appuyant de plus en plus, sur la peau des bourses ; — tu ne t'arrêteras, lui dit-il, qu'au moment où je t'en prierai. — La fille fit ce qu'on lui demandait et celui-ci ressentit un si grand plaisir qu'il s'oublia dans son ivresse et que la fille, qui allait toujours coupant, jusqu'à nouvel ordre, lui divisa entièrement le cordon testiculaire. »

Voici encore une observation du Dr Tardieu: — « Une fille âgée de 15 ans va trouver un cantonnier travaillant à sa carrière, à un mètre en contre-bas de la route ; là elle retrousse ses jupes; le cantonnier la blâme énergiquement, alors, pour toute réponse, cette fille se met à satisfaire un besoin naturel, et comme le cantonnier la blâme toujours, elle se couche sur le ventre, à terre, se frotte avec violence en disant: — « Ah! que j'en ai envie! »

Buffon rapporte avoir vu une fille de 12 ans, très brune, d'un teint vif et coloré, d'une taille petite, mais déjà formée, avec de la gorge et de l'embonpoint, faire des actions les plus indécentes au seul aspect d'un homme. Elle ne perdait point la raison et son accès, qui était marqué au point d'en être affreux, cessait dans le moment qu'elle demeurait seule avec des femmes.

Telle était Eusébie, épouse de l'Empereur Constantin, telles furent Agrippine, mère de Néron et Messaline dont Pline nous a conté l'impudique histoire. Elle s'échappait la nuit du lit de l'Empereur Claude et déguisée elle courait se livrer à la lubricité des plus vils débauchés. L'histoire nous apprend qu'elle soutint vingt-cinq embrassements sans être satisfaite encore, quoique épuisée de fatigue.

Au moyen âge on a vu certains cas d'illusions et d'hallucinations du sens génital et qui ont donné lieu à de véritables épidémies de délire érotique.

Les conceptions délirantes des possédées

de Loudun, les aliénations génésiques de certaines sectes religieuses dont un Père de l'Eglise, Ephiphane, raconte les pratiques extraordinaires. — « Après qu'ils se sont prostitués, les uns les autres, ils montrent au jour ce qui est sorti d'eux. Une femme en met dans ses mains; un homme remplit sa main de l'éjaculation d'un garçon; et ils disent ensuite à Dieu: — nous te présentons cette offrande qui est le corps du Christ. — Ensuite homme et femme avalent le sperme et s'écrient: *c'est la Pâque.* Puis on prend le sang d'une femme qui a ses ordinaires, on l'avale et on dit: — c'est le sang du Christ. »

Parmi les femmes dont le dérangement d'esprit est la conséquence de l'hérédité, il n'est pas rare d'en rencontrer avec des tendances nymphomaniaques s'associant à des manifestations religieuses exagérées; leur vie n'a jamais été très régulière; durant la période de calme en apparence, elles peuvent consacrer quelques mois à des pratiques de dévotion empruntées à la règle ascétique la plus sévère, puis soudain, elles vont dans le monde, recherchent les hommes, perdent le sommeil et tombent dans un accès maniaque violent qui se traduit par un mélange de propos orduriers, suivis d'idées mystiques; leur attitude est celle de la prière à ce moment, bientôt leurs gestes sont obscènes. Là où un observateur eût pu indiquer une manie religieuse, un autre, témoin d'un accès ultérieur, aurait été conduit à mentionner une manie érotique ou bien encore une nymphomanie.

La surexcitation de l'appétit vénérien est de tous les appétits le plus capricieux, le plus irrégulier, le plus soumis aux influences perturbatrices du genre de vie, des occupations, des travaux, des penchants moraux et intellectuels. Cette affection trouble profondément l'économie, conduit à des excès compromettants pour la santé et même pour la vie et prend parfois un caractère d'irrésistibilité qui menace et la sécurité d'autrui et les mœurs.

VI

L'ACCOUPLEMENT

Mécanisme du coït.
Sensations voluptueuses chez les deux sexes.
Empêchements matériels.
La défloration.
L'accouplement incomplet.

L'accouplement ou copulation est l'acte par lequel l'union procréatrice des sexes s'accomplit, on le nomme encore le coït.

Chez l'homme, l'intromission du pénis devenu plus volumineux et plus dur par l'érection, est facilitée par la lubréfaction du vagin, qu'amène par le seul fait de l'excitation sexuelle, la sécrétion plus ou moins active des glandes vulvo-vaginales, sécrétion si rapide parfois que le liquide visqueux s'échappe de ces glandes par une sorte d'éjaculation.

Le frottement du pénis contre le vagin, la pression que lui font subir les parois élastiques du vagin lui-même, déterminent un degré suprême de sensation voluptueuse, auquel on donne le nom *d'orgasme*, qui se termine du côté de l'homme, par l'éjaculation spermatique et du côté de la femme par une nouvelle et plus abondante sortie du liquide glandulaire.

Dans l'acte coïtal, l'érection du pénis est indispensable, mais l'érection du clitoris chez la femme n'est pas indispensable. Toutefois cette érection des organes féminins se développe rapidement pendant la durée du coït, quand elle n'existe pas déjà.

L'état de distension et de congestion des muqueuses, causé par l'érection, exalte la sensibilité de ces parties, rend plus vives l'impressionnabilité et la perception des impressions qui s'accompagnent certainement d'une modification circulatoire du système nerveux et de quelque région du cerveau.

De la part de l'homme, le premier mouvement du coït est un mouvement d'impulsion en avant et en haut portant le pénis dans le vestibule du vagin. Le gland est d'abord en contact avec le clitoris, qu'il repousse. Ce contact augmente l'état local et général de l'éréthisme, de part et d'autre.

Dans les premières années de la puberté, le premier coït qui suit un état d'abstinence plus ou moins long, se termine souvent par l'éjaculation sans intromission réelle.

Une fois que la couronne du gland a franchi l'entrée, le pénis et lui glissent sur les plis vaginaux qu'ils écartent; derrière le gland, ils pressent sur le corps de la verge. En même temps le gland écarte la paroi vaginale, passe en pressant successivement ses rugosités d'avant en arrière durant l'impulsion, et d'arrière en avant durant le mouvement inverse. Le dos de la verge appuie sur le clitoris.

Enfin lorsque les diverses impressions exercées par ces frottements réitérés, ont porté les perceptions sensitives correspondantes à un certain degré d'intensité, divers phénomènes se manifestent. D'une part survient une rapide sensation particulière, indéfinissable, souvent avec une sorte d'anéantissement, sentiment de chaleur le long de l'épine dorsale, contraction involontaire des muscles, mouvements respiratoires courts et répétés avec ou sans cris et accélération du pouls.

En même temps, surviennent les contrac-

tions des voies d'exécrétion du sperme; ce
qui amène la projection du liquide et la terminaison de l'acte.

Chez la femme le premier coït est souvent
rendu douloureux par la rupture de l'hymen
et le passage du pénis sur les surfaces dé-
chirées. Dans les actes successifs, la femme
éprouve une sensation plus ou moins vive.

Les sensations varient d'intensité d'un individu à l'autre, elles déterminent des mouvements de propulsion du bassin en sens inverse de ceux exécutés par l'homme; suivis
de ceux du retrait coïncidant avec le retrait
partiel de l'organe mâle. Dans ce dernier
mouvement, la paroi vaginale revient sur
elle-même en se contractant de haut en bas
et pressant sur le gland surtout.

La corrélation de ces divers phénomènes
fait que chaque sensation, par les mouvements qu'elle suscite, volontaires ou non,

influe à la fois sur les deux sexes et concourt à causer le summum de l'excitation mutuelle et réciproque, qui amène l'éjaculation et favorise la réception des principes fécondants.

L'orgasme voluptueux survient chez la femme parfois avant l'éjaculation du sperme de l'homme, mais en général il débute avec la sensation de chaleur que cause le déversement brusque et par secousses répétées de la semence dans le vagin.

Les phénomènes nerveux de l'orgasme, peuvent être bornés à une crise sensitive, à un trait vif analogue à celui du début de l'éjaculation chez l'homme, avec un court spasme, mais ce trait peut être suivi ou se prolonger avec sensation voluptueuse aussi vive que chez l'homme.

Il arrive que ce n'est qu'après quelques mois, ou même quelques années de répétition du coït, que certaines femmes éprouvent ces sensations particulières.

Le calme qui suit le coït s'accompagne le plus souvent chez la femme d'un certain degré d'excitation et non de langueur. La femme éprouve beaucoup moins de fatigue que l'homme. Elle se trouve par suite plus tôt préparée à la répétition des rapprochements, surtout si, du côté du mâle, l'éjaculation survenue promptement a laissé chez la femme les bulbes et le clitoris en érection, le manque de la crise voluptueuse n'ayant pas amené la détente ordinaire.

Chez la plupart des femmes il se produit au moment de la crise sensorielle, un écoulement de liquide limpide, glissant et filant des glandes vulvo-vaginales ; c'est ce liquide qui a été pris pendant longtemps pour la semense de la femme.

Il existe plusieurs sortes d'empêchements

ou de difficultés dans l'intromission de l'organe de l'homme dans l'étui vaginal.

La vulve peut être plus ou moins étroite, la membrane hymen plus ou moins résistante, il peut se produire une contracture spasmodique des muscles du vagin, etc.

On sait que l'effusion du sang n'est pas toujours la caractéristique de la défloration; elle peut en effet manquer dans le cas où la membrane hymen est à l'état rudimentaire, ou dans un état de relâchement qui permet le refoulement sans la déchirure.

« La folie de presque tous les maris, dit Dionis, est de vouloir trouver de la difficulté dans les premières approches; c'est une espèce de triomphe pour eux de s'imaginer d'avoir forcé cette prétendue barrière, et, plus ils ont de peine, plus ils sont persuadés de la sagesse de la femme. »

« Mais il arrive quelquefois que l'étroitesse

est congénitale, « comme celle d'une dame, chez qui les bords de la matrice étaient tellement joints que son mari ne put jamais y entrer. Elle n'y avait qu'une petite ouverture dans le milieu, par où l'urine et les ordinaires sortaient ; il fallut avoir recours à la chirurgie et séparer en haut et en bas les deux lèvres l'une de l'autre. »

Il est d'autres causes purement accidentelles, qui rétrécissent la vulve et font obstacle à l'accomplissement de l'acte de la copulation.

Nous reproduirons une histoire plaisante à ce sujet. Elle est racontée par le Dr Lisfranc: — Il fut appelé auprès d'une jeune femme qui, à la suite d'un accouchement laborieux, avait eu une déchirure du périnée à laquelle il remédia par une suture. Quelque temps après un jeune homme vint le trouver et lui dit: « M. le Docteur, je suis marié depuis huit jours, et, malgré tous mes efforts, je ne suis encore que le fiancé de ma femme... Je me réjouis de la certitude que me donne cette situation, mais cependant je voudrais bien la voir cesser, et je viens vous demander s'il n'y aurait pas une opération à faire... ma femme est dans le salon, et j'ai voulu, pour ne pas l'effrayer, venir d'abord vous mettre au courant. »

Lisfranc ouvre la porte... et constate, stupéfait, que la femme de ce nouveau marié est précisément celle à qui il avait fait la suture!

Le Dr Godard, dans son ouvrage *Egypte et Palestine*, indique les divers moyens de défloration dans les pays qu'il a visités. « — En Nubie, dit-il, les filles se marient à l'âge de 8 ou 9 ans, mais le mari ne couche pas avec elles. Pour voir si sa femme est vierge, il la fait asseoir sur une chaise, une femme tient le bras droit une autre le bras gauche, deux femmes tiennent les cuisses écartées, le fiancé écarte les lèvres, introduit, à deux ou trois reprises, le doigt indicateur dans le vagin pour s'assurer que la fille est vierge. Il la garde ensuite un ou deux ans chez lui; alors au lieu de la faire inciser comme au Soudan, il la dilate de la manière suivante: il introduit un doigt, puis deux et répète cette manœuvre pendant quelques jours. »

« Chez les Arabes, le mariage a lieu le plus ordinairement avant l'époque des menstrues. Si la mariée a de 9 à 10 ans elle est déflorée par une matrone; si elle a 13 ans, l'opération se fait par le mari.

« Voici comment procède la matrone: elle introduit dans le vagin le doigt indicateur de la main droite, recouvert d'un mouchoir; la jeune fille crie beaucoup. Le doigt est ensuite retiré, et le mouchoir taché de sang est déployé et montré aux parents réunis dans une pièce voisine.

« Quand le mari déflore lui-même sa femme, il le fait avec les doigts; bien entendu on prend des précautions pour que la jeune fille paraisse toujours vierge.

« Les chrétiens d'Egypte déflorent leurs femmes avec le membre, du moins quand les filles sont grandes. L'opération se fait devant les deux mères et devant la femme qui nettoyait les cheveux de la fille au bain; les autres parents sont dans une pièce à côté. Quelquefois le jeune homme prétend que la fille qu'il a épousée n'est plus vierge, et il refuse de se livrer au coït. Alors la femme qui a peigné les cheveux, femme toujours rusée, intervient, et, si elle sait que la fille n'est plus vierge, elle use d'un stratagème; elle prend un mouchoir, en enveloppe son index, mais comme elle a les ongles très longs et très pointus, elle traverse le mouchoir. Arrivée dans le vagin, elle a soin d'écorcher fortement, afin de donner lieu à une hémorrhagie. Le mouchoir est montré tout sanglant au jeune homme; on lui dit alors qu'il ne s'y connaît pas; s'il persiste dans son refus, les femmes l'injurient et les parents qui sont dans la pièce voisine font— ou, ou! — On fait voir le mouchoir à tous les assistants, et d'ordinaire le jeune homme reste convaincu qu'il a épousé une vierge. Cette tromperie est facile à l'âge du mari peu expert et trop jeune. »

En Turquie, le mari commence l'acte, mais il est contraint de se retirer, lorsque les témoins jugent la femme déflorée, pour que le linge que l'on va montrer à la famille contienne exclusivement du sang.

Il est évident que l'effusion du sang n'est pas toujours une preuve de la virginité. Les femmes qui savent que la nature ne les favorisera pas de cette prétendue preuve, lors des premières approches de leur mari, ont un moyen assez sûr de n'être pas prises en défaut. Une fille qui n'est pas vierge, sans user d'aucun expédient, peut répandre du sang lors de la commotion du mariage, tandis que celle qui est pucelle n'en répand pas souvent.

En général les premières approches doivent être sanglantes eu égard aux proportions respectives des organes sexuels ou à d'autres circonstances qui tiennent à l'âge, à la santé, à la constitution plus ou moins lâche de la fille. Des femmes qui avaient eu plus d'une faiblesse, n'ont pas laissé, en suspendant à temps l'usage des jouissances, de donner à leurs maris des preuves de virginité par l'effusion du sang, soit par le bénéfice seul de la nature, si elles avaient la fibre jeune et rigide, soit au moyen de certaines applications astringentes et qui procuraient le resserrement des parties.

Dans les climats chauds où le sens génital se fait sentir plus vivement, où le désir de posséder exclusivement l'objet qui l'a fait naître, est bien plus impérieux que sous le ciel tempéré, on est tombé dans tous les excès auquel peut porter la jalousie et on a attaché un si grand prix à l'hymen que l'on croyait constater la virginité par sa présence.

Roussel s'exprime ainsi au sujet de la virginité : « L'ardeur impétueuse avec laquelle l'homme cherche à s'unir à la femme, semblerait exclure en lui un goût bizarre et contradictoire qui trouble quelquefois son repos. Lorsqu'il est parvenu à surmonter toutes les difficultés qui gênaient sa passion, lorsqu'il a écarté toutes les barrières, et, qu'après avoir marché de victoire en victoire, il se trouve maître de tout et qu'il ne lui reste plus qu'à jouir, il aime à rencontrer un obstacle qui l'arrête tout à coup, et veut que le passage qu'il désire le plus franchir, lui soit fermé. »

L'hymen n'est pas toujours une preuve de la virginité, comme nous venons de le dire. Le Dr Legludic dit à ce propos que dans les rapprochements sexuels, dans les tentatives de viols avérées et même dans les viols consommés, la défloration ne se produit pas toujours, soit que la verge, trop petite, pénètre dans le vagin sans rupture de l'hymen, soit qu'elle refoule cette membrane et achève l'acte dans le vestibule, soit qu'elle la trouve d'une laxité extrême et dilatable, au point d'admettre sans déchirure l'introduction du pénis en érection.

Le Dr Taylor dit aussi : « Le coït peut avoir lieu malgré l'intégrité de l'hymen ; en dépit de

la présence de cet organe une femme peut
être coupable de manque de chasteté ; un viol
peut même être tenté et accompli au point de
vue légal sur une femme adulte, sans que la
membrane soit déchirée. »

Le D\u{r} Nicolas Venette dans l'*Amour conjugal*
disait : « La virginité est plus difficile à connaître qu'on ne le croit ; il faut bien d'autres
artifices que ceux-là pour être véritablement
persuadé de la pudicité d'une fille... Le poil
frisé et recoquillé des parties amoureuses,
le conduit de la pudeur fort humide et fort
ouvert, des nymphes flétries et décolorées,
l'absence de l'hymen, l'orifice interne de la
matrice fort élargi et décollé, le changement
de la voix, tout cela n'est point une marque
évidente de la prostitution d'une fille... Il n'y
a donc rien de si difficile à connaître que la
virginité, puisque même une femme grosse,
si nous en croyons Séverin Pinay, peut en

avoir toutes les marques. « Quoique cela soit
très véritable, néanmoins, les règlements de
Paris ordonnent que les matrones jurées de
cette ville-là fassent leur rapport de violem-
ment par-devant le prévôt de ladite ville, qui
doit le recevoir pour rendre justice à qui il
appartiendra. »

Ceci était écrit vers 1707. Venette y ajoute
un rapport de ces matrones et que voici :

« — Nous Marie-Christophlette Roine et
Jeanne Portepoulet, matrones jurées de la
Ville de Paris, certifions que le 22 octobre de
l'année présente, par ordonnance de M. le
Prévôt de Paris en date du 15 de ce mois,
nous nous sommes transportées dans la rue
de Dampierre où nous avons visité Olive Tis-
serand, âgée de 30 ans environ, sur la plainte
par elle faite en justice contre Jacques Mu-
dont, bourgeois de la ville de Roche-sur-Mer,

duquel elle dit avoir été forcée et violée, et le tout vu et visité au doigt et à l'œil, nous avons trouvé qu'elle a :

Les tétons dévoyés, c'est-à-dire la gorge flétrie ;

Les barres froissées, c'est-à-dire l'os pubis ou Bertrand ;

Le liripipion recoquillé, c'est-à-dire le poil ;

L'entrepet ridé, c'est-à-dire, le périnée ;

Le pouvant débiffe, c'est-à-dire la nature de la femme qui peut tout ;

Les balunaus pendants, c'est-à-dire les lèvres ;

Le lipendis pelé, c'est-à-dire le bord des lèvres ;

Les barboles abattues, c'est-à-dire les nymphes ;

Les balerons démis, c'est-à-dire les caroncules ;

L'entrechenat retourné et la corde rompue, c'est-à-dire les membranes qui lient les caroncules les unes aux autres.

Le barbideau écorché, c'est-à-dire le clitoris ;

Le gilboquet fendu, c'est-à-dire le col de la matrice ;

Le guillenard élargi, c'est-à-dire le conduit de la pudeur ;

La dame du milieu retirée, c'est-à-dire l'hymen ;

L'arrière-fosse ouverte, c'est-à-dire l'orifice interne de la matrice.

De tout vu et visité, feuillet par feuillet, nous avons trouvé qu'il y avait trace et ainsi, dites matrones, certifions être vraies à vous, M. le Prévôt, au serment qu'avons fait à ladite ville.

Fait à Paris, le 25 octobre 1702.

Mais si l'homme se plaint quelquefois de ne pas trouver de barrière à ses ardeurs, il est aussi des cas où la femme ne trouve pas satisfaction à ses désirs.

Il est des conditions de vieillesse, de fatigue, d'épuisement ou d'affaiblissement morbide dans lesquels l'érection reste possible, le coït se termine par une sensation plus ou moins vive, ressentie dans les centres nerveux, mais sans éjaculation. D'autres fois, il arrive que l'excrétion spermatique est trop rapide, elle se fait dès les premiers attouchements et le coït s'arrête-là; c'est alors par suite d'excès voluptueux ou de sensibilité exagérée, ou encore par continence prolongée.

On a cité le cas d'un jeune homme chez qui l'éjaculation était provoquée par une simple conversation avec une femme.

D'autre fois au contraire l'éjaculation ne

se fait pas, elle est le plus souvent occasion-
née par rétrécissement.

Damargon cite le cas d'une Anglaise qui
demandait le divorce, parce que son mari
n'avait pas d'encre dans sa plume !

On a vu souvent des hommes forts et vi-
goureux se trouver court, tout à coup, au
moment de vouloir pratiquer le coït, lorsque
quelques instants auparavant l'érection était
manifeste. Ces cas malheureux sont dus à
l'émotion, à un excès de désirs provoqués
par une résistance de l'objet convoité, ils
ne sont que momentanés et bientôt l'aptitude
ordinaire se fait de nouveau sentir... mais il
est la plupart du temps trop tard. la femme
froissée et qui a fait tout à l'heure abandon
de sa pudeur s'est reprise et refuse ce que
l'homme désire achever.

Il y a encore en fait d'anomalies, les pertes séminales ou pollutions involontaires qui

mettent obstacle à la puissance de l'homme, elles constituent une affection grave en ce qu'elles portent à l'économie de fâcheuses atteintes.

Le sens génital s'acquiert seul, il n'arrive guère qu'un homme ait besoin de leçons pour faire l'amour, cependant Montegazza, signale le cas d'un jeune homme vertueux qui voulut porter intact à l'autel sa virginité. Il resta huit jours vierge dans le lit de sa femme. Celle-ci effrayée des premières douleurs de la défloraison, persuadait à son trop ignorant époux qu'il n'avait pas su prendre le bon chemin, ou du moins qu'il devait y marcher autrement, si bien qu'il dut avoir recours à un médecin qui lui donna, en riant, la leçon d'amour.

VII

FORMES DE L'ACCOUPLEMENT

Postures en divers pays.
Celles qui favorisent la fécondation.

Toutes les postures que la courtisane Cyrenne inventa autrefois, jusqu'au nombre de douze, pour s'accoupler, postures que Phieleinis et Astinase publièrent, qu'Elephantis composa en vers léonins et que Tibère fit ensuite peindre dans une des salles de son palais, nous font voir que les femmes connurent toutes les souplesses de l'amour. Mais cependant elles furent surpassées par Pierre l'Arétin qui donna trente-six de ces postures ; aussi bien les livres d'amour des Indes en ont publié cent.

La position la plus généralement adoptée dans l'accouplement est celle où la femme étant renversée, l'homme se place entre ses cuisses. Sur les vases de l'ancien Pérou, dans les peintures de Pompéi et de l'Inde, on peut voir plusieurs fois représentée cette forme classique que les ingénieux Toscans appelèrent *angélique*, afin probablement d'indiquer sa plus grande commodité et sa supériorité sur toutes les autres par les plaisirs célestes qu'elle procure.

Le Dr Kersten raconte que dans les tribus Szuaehli de Zanzibar, les hommes se placent sous leurs femmes, celles-ci meuvent leur corps comme si elles voulaient moudre du grain. Ce mouvement accroît, paraît-il, la volupté de part et d'autre.

Au Soudan, d'après Brehin, la femme se

tient debout, elle se couche en avant, les mains appuyées sur les genoux, tandis que l'homme se place par derrière. Les Esquimaux agissent de même.

Au Kamtchatka, on pense que l'accouplement ordinaire est un grand péché et que l'homme doit être couché avec la femme de flanc. Loesch dit que les nègres de Loango font l'amour de flanc.

Le Dr Venette, dans « le *Tableau de l'amour conjugal*, » fait les réflexions suivantes sur le sujet qui nous occupe : « Nos parties amoureuses n'ont pas été faites pour nous caresser debout comme les hérissons ; nous altérons notre santé dans cette posture ; car toutes nos parties nerveuses travaillent alors et se ressentent de la peine que nous nous donnons. Les yeux en sont éblouis, la tête en pâtit, l'épine du dos en souffre, les genoux en tremblent, et les jambes semblent succomber sous la pesanteur du corps. Mais encore la génération en est enpêchée, car la matière que nous communiquons à nos femmes, n'est jamais bien reçue dans le lieu que la nature a destiné à cet usage. Le conduit de la pudeur est trop pressé par la posture de la femme quand nous l'embrassons ainsi. Etre assis n'est pas non plus la posture qu'il faut à un amour bien réglé ; les parties mutuelles ne se joignent qu'avec peine et la semence n'est pas toute reçue pour faire un enfant accompli. »

L'accouplement le plus propice à la fécondation serait certainement celui opéré à la façon de la plupart des animaux.

« Il est certain que la matrice est beaucoup mieux située lorsque la femme est sur ses mains et sur ses pieds, dit Venette, que sur son dos. Le fond de cet organe est alors plus bas que son orifice et la semence y coule par sa propre pesanteur ; cette posture est peut-être la plus naturelle mais elle paraît être la moins voluptueuse pour la femme. »

En effet, le clitoris ne se trouve plus en contact avec le dos de la verge et les frottements de cet organe, s'ils ont lieu par la partie inférieure, ne sont jamais aussi complets et partant moins ressentis par le clitoris ; c'est par la raison inverse que certaines femmes ont une prédilection marquée pour la posture où l'homme est couché sous elle.

Lorsqu'une femme est naturellement si grosse qu'elle ait le ventre en pointe, il est tout naturel que l'homme cherche l'accouplement par derrière. On trouve même dans les textes des casuistes chrétiens des renseignements fort curieux sur ce sujet. Saint Thomas entre autres, nous apprend qu'il n'y a point crime quand les personnes mariées se *caressent par derrière.* « — Pourvu que ce ne soit point à dessein de prendre des plaisirs excessifs, mais seulement pour des causes légitimes, comme lorsqu'un homme a le ventre trop gros et qu'il a peur d'étouffer dans les entrailles de sa femme l'enfant qui bientôt doit naître. »

FIN

TABLE ANALYTIQUE

IMPRIMERIE CH. LÉPICE, MAISONS LAFFITTE.

NOUVELLE LIBRAIRIE MÉDICALE
39, rue de Trévise, à Paris

Collection à 1 franc le volume

N° 7

LA PROCRÉATION

Le mécanisme de la fécondation, rencontre du sperme et de l'ovule, leur fusion, le germe, historique de la question. — Théories anciennes. — Moment propice à la fécondation. — La grossesse, signes certains ou incertains. — Début, progression. — Indication des sexes. — L'accouchement, les douleurs. — Description et terminaison. — L'accouchement chez tous les peuples, postures et pratiques. — Les jumeaux. — Comment se forment les monstres. — Les envies, ce qu'elles sont. — Nains et géants. — Cas d'enfants extraordinaires.

N° 8

LA MENSTRUATION

La matrice et les ovaires, apparition des règles, causes des règles, l'ovule et l'ovulation, chute de l'ovule, congestion des organes, durée des règles, complications. — L'âge critique, son début, son caractère. — Accidents et maladies. — Influence de l'âge critique sur l'économie générale.

NOUVELLE LIBRAIRIE MÉDICALE

39, *rue de Trévise, à Paris*

Collection à 1 franc le volume

N° 9

Impuissance et Stérilité

L'impuissance chez l'homme, par défauts de désirs, par dégoût, par défaut d'érection complète, par défaut de conformation. — Stérilité par défaut d'éjaculation, par absence de sparmatozoïdes. — Impuissance chez la femme par vaginisme, par vice de conformation. — Stérilité occasionnelle et momentanée, absence de règles par maladies.

N° 10

L'HERMAPHRODISME

Définition et variétés. — Historique. — Les neufs sortes d'hermaphrodisme. — Malformation masculine et féminine. — Exemples. — Formation des hermaphrodites. — Les hermaphrodites devant la loi. — Mariage. — Erreur de personne. — L'état-civil des hermaphrodites. — Erreur de déclaration. — Les cas célèbres. — L'appétit sexuel chez les hermaphrodites. — L'infantilisme. — Arrêt de développement. — Le féminisme. — L'homme-femme. — La femme-homme. — Les Gynécomastes ou hommes à mamelle avec sécrétion lactée. — Types de Gynécomastes. — Arrêt du développement des testicules. — Exemples.

NOUVELLE LIBRAIRIE MÉDICALE
39, *rue de Trévise, à Paris*

Collection à 1 franc le volume

N° 13

L'HYSTÉRIE

Son histoire. — Les hommes hystériques. — Caractère de l'hystérie, sa fréquence et ses causes. — Ses degrés. — Ses accès, débuts et durée. — Observations. — La folie hystérique, définition et caractère. — La Salpétrière. — Cas célèbres.

N° 14

L'Hypnotisme

Son histoire. — Les magnétiseurs. — Le somnambulisme. — Les hystériques et l'hypnotisme. — Sujets hypnotisables. — Procédés employés pour produire la léthargie, la catalepsie et la contracture. — Curieux exemples de ces divers états. — La suggestion, l'hypnotisé assassin, son réveil. — Oubli complet de l'acte. — Obéissance passive. — L'hallucination. — Curieuses observations.

NOUVELLE LIBRAIRIE MÉDICALE
39. rue de Trévise, à Paris

Collection à 1 franc le volume

N° 15

La Folie Érotique

L'Erotomanie. — Définition. — Fièvre érotique. —
Manie. — Extase amoureuse et ravissement. —
L'érotomanie chez les anciens. — Ses causes. —
Le satyriasis. — Excitations morbides. — Effets des
cantharides. — La nymphomanie. — Causes. —
Ses degrés. — Manie furieuse. — Insensibilité. —
Scènes obcènes. — Amour charnel d'une mère pour
son fils. — Manie mystique. — Exemples remarqua-
bles. — Priapisme. — Erections incoercibles, causes
et effets. — Folie érotique périodique. — Exemple
d'exaltation sexuelle. — Démence sénile. — Excès
vénériens. — Chronicité des maladies nées des abus.
— Pertes séminales. — Troubles singuliers à la
suite de coït. — Ivresse érotique. — Influence sur
les sentiments.

N° 16

LA PROSTITUTION

Précis historique. — Les 22 classes de courtisanes
de la Grèce, la débauche romaine. — La prostitution
au moyen-âge. — Les maquerelles. — Les filles au
Châtelet. — Exactions de la police. — La prostitution
moderne. — Les instructions de la police. — Cartes
des filles. — Leurs obligations et leurs défenses. —
La prostitution clandestine. — Types et procédés de
ces filles. — La retape. — Les maisons de passes et
de rendez-vous. — Le rôle de l'homme. — Le recru-
tement des filles de joie. — Le proxénétisme —
Courtage. — Les causes de prostitution. — Caractères des filles de joie. — Obstacles à leur libération.
— Sentiments religieux et charité. — La maternité.
— Etrange pudeur. — Les souffrances.

NOUVELLE LIBRAIRIE MEDICALE

39, *rue de Trévise, à Paris*

Collection à 1 franc le volume

N° 19

LES MORPHINOMANES

Les Fumeurs d'Opium

La morphine. — Ses effets. — Causes de la morphinomanie. — Habitude acquise. — Souffrances. — Délices et voluptés. — Exaltation et dépression vitales. — Désordres du système nerveux. — Les hystériques et la morphinomanie. — Désordres intellectuels. — L'appareil sexuel. — L'opium en Orient. — Mangeurs et fumeurs d'opium. — Mangeurs d'opium en France. — L'opium des fumeurs. — Sa préparation. — La pipe et la manière de s'en servir. — Effets de l'opium sur l'homme et les animaux. — Sommeil, rêves. — Ravages de l'opium.

N° 20

Le Mariage et son Hygiène

Du mariage au point de vue sexuel. — Puberté et nubilité. — Danger de la précocité. — L'âge de la fécondité. — Mariages consanguins et le résultat de la conception. — L'amour physique dans le mariage. — Première nuit de noce. — Le vaginisme. — Les fins du mariage. — Les fraudes conjugales. — Variétés. — Leurs dangers. — Exemples. — L'hygiène des sexes. — Le coït dans la grossesse. — Possibilité d'avortement. — Le coït dans l'âge critique. — Hygiène de l'âge critique.

LE CHICHI

ALBUM GRAND FORMAT

Orné de 75 illustrations

suggestives

obtenues par

la Photographie

d'après nature

PRIX : **1** FRANC

OFFENSTADT et Cie

39, RUE DE TRÉVISE, 39

PARIS

parition de la vérole ; Résultat néfaste de la débauche sur les grands.

V. La volupté dans ses résultats sur la santé et la vie humaine. — La lâcheté et la férocité engendrée par la volupté ; Effets des abus volupteux sur la fécondité ; Le sperme stimulant de l'économie générale ; La femme plus voluptueuse que l'homme.

VI. Chasteté et continence. — Impuissance temporaire ; La chasteté absolue ; Le célibat contraire à la femme ; L'abus des fonctions génitales et l'intelligence ; L'érection rebelle à la volonté.

VII. Rapports des sens avec les organes génitaux. — Le toucher, influence des caresses ; L'odorat, effets voluptueux des parfums et de certaines excrétions ; Le goût, Les baisers ; Aberrations singulières de ce sens.

IX. La volupté et la pudeur. — La pudeur sert de frein à la violence ; Fragilité de la pudeur ; La pudeur excite la volupté et la prépare ; Dispositions nécessaires à la conservation de l'espèce.

XII. La fécondation et la volupté. — Les cinq groupes des actes de la génération ; La volupté n'est pas nécessaire chez la femme.

XIII. Affections morales : peines d'amour. — La jalousie chez l'homme et chez la femme ; Jalousie intéressée ; Nymphomanie et crotomanie consécutives à la jalousie ; Exemple d'érotomanie ; Erotomanie mystique ; La monomanie du suicide ; Observation médicale.

XIV. Amour et volupté dans les tempéraments ; Influences. — L'homme sanguin ; Le bilieux ; Le mélancolique ; Le lymphatique ; La femme lymphatique sanguine ; La blonde et la brune ; Variétés dans les types ; Influence de l'alimentation ; Influences climatériques ; Les citadins et les paysans.

XV. Amour idéal, amour matériel. — L'amour dans les passions ; L'amour dans la vie sociale et l'amour purement physique.

Franco contre mandat-poste de **4 francs**

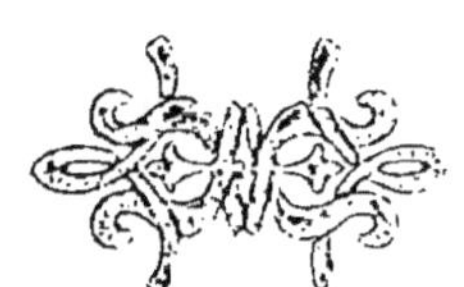